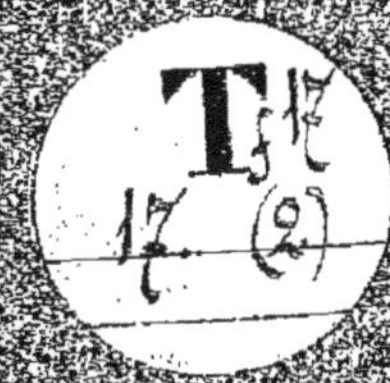

RAPPORT MÉDICO-LÉGAL

SUR

L'ÉTAT MENTAL

DU SIEUR

AYMES (GERMAIN)

MEURTRIER DU DOCTEUR MARCHANT

Délire des persécutions. — Ordonnance de non-lieu.

EXTRAIT DES ANNALES MÉDICO-PSYCHOLOGIQUES
T. VI. Septembre 1881

PARIS
IMPRIMERIE DE L'*ÉTOILE*, BOUDET, DIRECTEUR
1, RUE CASSETTE, 1

1881

RAPPORT MÉDICO-LÉGAL

SUR

L'ÉTAT MENTAL

DU SIEUR

AYMES (GERMAIN)

MEURTRIER DU Dr MARCHANT

Délire des persécutions. — Ordonnance de non-lieu.

Ce rapport emprunte aux circonstances un double intérêt :

En premier lieu, parce que celui qui en fait l'objet a causé la mort du Dr Marchant, doyen des directeurs-médecins des asiles d'aliénés de France, dont la perte laisse à tous ceux qui l'ont connu de si vifs et si légitimes regrets; parce qu'aussi cette mort a prouvé une fois de plus que les aliénés font courir à la société des dangers incessants, et que, lors même qu'ils sont renfermés dans les asiles spéciaux, ils doivent être toujours soumis à une minutieuse surveillance. Lorsque le capitaine Aymes a été conduit à Braqueville, on a eu égard à sa personne, à son rang, à son titre; on l'a fouillé superficiellement; on a négligé de le faire déshabiller, et cette condescendance lui a permis de cacher sous sa chemise le revolver dont il a fait usage.

En second lieu, parce que M. Aymes passe pour avoir

été la victime d'une séquestration arbitraire et illégale. Soit mauvaise foi, soit plutôt ignorance, beaucoup de personnes ont cru qu'il avait eu réellement à subir tous les outrages, toutes les injustices dont il se plaint d'une manière incessante. Ces personnes n'ont pas su reconnaître que tout ce qu'il raconte est faux, imaginaire, produit par un cerveau malade, et elles sont intervenues activement en sa faveur. Tel journal, pour des motifs que nous ne voulons pas examiner, a cru devoir se faire l'écho de ces récriminations mal fondées. Il importe donc que tout le monde connaisse et puisse apprécier la nature de la maladie mentale dont le sieur Aymes est atteint.

Pour faire notre rapport, nous avons eu à notre disposition une très grande quantité de documents : lettres du malade, jugements portés sur lui par des personnes autorisées, enquêtes faites dans toutes les villes, dans toutes les garnisons où il a passé depuis huit à dix ans. Nous n'avons employé qu'une partie de ces documents; le reste contenait des détails si intimes, ou bien se rapportait à des faits tellement semblables à ceux que nous avons mis en avant, qu'il nous a paru inutile de nous en servir. Tous ces documents ont été réunis sur notre demande, par M. le procureur de la République et par M. le juge d'instruction de Toulouse, qui l'ont fait avec un empressement et une obligeance dont nous tenons à les remercier.

Nous soussignés, docteurs en médecine de la Faculté de Paris, domiciliés à Toulouse : J. Nogués, professeur à l'École de médecine; Guilhem, médecin des hôpitaux; V. Parant, médecin de la maison de santé, rapporteur,

Commis par ordonnance de M. Doazan, juge d'instruction, à l'effet d'examiner l'état mental du sieur Aymes, actuellement interné à l'asile d'aliénés de Braqueville (Haute-Garonne), inculpé d'homicide;

Avons prêté serment le 30 juin 1881 ;

Avons ensuite pris connaissance de nombreux documents concernant le sieur Aymes, que nous avons visité plusieurs fois à l'asile d'aliénés.

Après quoi nous avons rédigé le rapport suivant :

Le 18 juin 1881, le sieur Aymes, interné à l'asile de Braqueville depuis six semaines, tirait à bout portant un coup de revolver sur M. Marchant, directeur-médecin de l'asile. La balle, atteignant la partie postérieure de la tête, déterminait une blessure aux suites de laquelle succombait, le 21 juin, notre malheureux et regretté confrère.

Aymes est-il ou non responsable de cette mort? autrement dit, est-il ou n'est-il pas aliéné ?

Quelques personnes qui ont eu des relations avec lui ont nié qu'il fût atteint d'aliénation mentale. Des organes de la presse ont élevé la voix à son sujet, et ont prétendu qu'il était victime d'une séquestration arbitraire et illégale.

Les médecins militaires qui ont donné leur avis sur cette séquestration, M. Marchant lui-même dont le conseil avait été réclamé avant l'internement, ont affirmé l'existence d'une maladie mentale bien caractérisée et qui rend le malade dangereux.

L'autorité judiciaire intervenant après le meurtre, nous a chargés de l'éclairer sur ce sujet. Après l'étude des documents qui nous ont été remis, après l'examen direct du sieur Aymes, nous sommes arrivés à une conviction conforme à celle de nos confrères.

Ces documents sont très instructifs et très significatifs. Nous allons en présenter l'analyse et en donner quelques extraits. Ils nous aideront à retracer, au point de vue mental, la vie de Aymes pendant les dernières années ; les détails dans lesquels nous allons entrer suffiront certainement à lever tous les doutes sur l'existence de la maladie.

Aymes est un soldat de fortune ; engagé volontaire en 1859, il s'est peu à peu élevé par sa tenue, par son instruction militaire, et surtout par sa brillante conduite dans la guerre de 1870, jusqu'au grade de capitaine.

S'il était soldat distingué, il semble néanmoins avoir été défectueux sous d'autres rapports. Dans une note qui le concerne, émanant du corps où il a servi de 1872 à 1875, nous trouvons ce qui suit : « Le capitaine Aymes avait un caractère bizarre, fréquentait peu ses camarades et se croyait persécuté. » Plusieurs collègues de Aymes dans le même corps parlent dans le même sens et ajoutent qu'il s'imaginait être méprisé d'eux parce qu'il était de très humble origine. — Rien ne justifiait de pareilles idées qui probablement étaient le premier produit de la maladie mentale que nous allons voir faire explosion tout à coup.

Aymes se maria en octobre 1875. Sa femme était d'une famille de Forcalquier, sur l'honorabilité de laquelle, d'après les renseignements que nous avons sous les yeux, le doute n'est pas permis. Cependant, dès le jour même de son mariage, Aymes conçoit sur elle de formidables soupçons et fait peser sur sa femme une accusation des plus graves. Il croit qu'on l'a trompé; qu'on a abusé de lui; que sa femme n'est pas honnête. Tous les éloges qu'on lui a faits de sa vertu sont faux et menteurs. Ce qui lui donne ces idées, ce sont des signes mystérieux qu'il croit avoir vu échanger entre les divers membres de la famille; les paroles qu'on lui adresse sont à double entente; enfin une prétendue et invraisemblable conversation entre sa femme et un de ses beaux-frères lui révèle l'horreur de sa situation et lui donne une triste certitude.

En outre, à de certains malaises qu'il éprouve et qu'il ne s'explique pas, il imagine que, dans un but évident pour lui, on a cherché à l'empoisonner.

Laissons-le parler; des extraits de ses lettres vont nous renseigner promptement sur ses griefs :

« En 1875, je m'alliai, et ce fut mon malheur, à une « famille élevée toute entière chez les jésuites, dont j'igno-

» rais encore l'esprit de cette société. Je me mariai avec » une de ses filles âgée de 24 ans, qui sous les apparences » de vertu, menait avec un de ses beaux-frères une vie ré- » pugnante, ignorée de tous, lesquels vantaient les dehors » de cette femme.

» A peine marié, je m'aperçus de la valeur de cette » femme. »

Il crut reconnaître que Mme Aymes avait été la maîtresse de son beau-frère; que toute la famille avait pris des mesures pour qu'il ne s'en aperçût pas. C'est dans ce but qu'on lui fit prendre des narcotiques qui devaient le rendre incapable d'accomplir ses devoirs conjugaux, jusqu'à ce que pût intervenir un homme choisi par la famille, qui deviendrait l'amant de Mme Aymes dont il couvrirait ainsi le passé.

« Toute la famille D... a été témoin de cette lassitude, » de cette nonchalance dans mes mouvements, de mes » bâillements, de cette difficulté à me mouvoir, et de » cette envie constante de dormir. Je vis que cette famille » m'avait fait prendre quelque narcotique... l'empoison- » nement n'a pas été complet; mais l'opium ou la morphine » m'ont tenu dans un état de léthargie suffisant pour se » moquer de l'homme...

» J'attendais le moment où celui qui était payé par A... » (le beau-frère), viendrait chercher cette femme à mon » bras, car A... avait dit, le soir du mariage à la mairie, » en s'adressant à Rose (Mme Aymes) : Quand tu auras » fait tout ce que je viens de te dire, et il faut le faire de » suite, l'autre qui sera ton mari, celui-là est ton époux » seulement (en parlant de moi), l'autre sera ton mari, — » époux, mari, homme, ce sont trois hommes, — l'autre » qui sera ton mari, ira cracher en passant à côté de lui et » tu en feras ton amant. »

L'amant ainsi choisi est un capitaine de la garnison de Rouen, à laquelle Aymes appartenait alors.

« Ce capitaine s'engagea, pour posséder cette femme,
» à fournir un certificat attestant de l'innocence de la
» femme, et que c'était à lui-même que cette femme avait
» donné son cœur. Cet écrit obtenu... couvrait complète-
» ment A..., qui avait dû être inceste et avoir des relations
» avec sa belle-sœur... »

Voilà le roman invraisemblable dont Aymes fit, dès le principe, la base de ses idées délirantes. Tout est parti de là, et actuellement rien n'est changé dans ces idées premières. On s'étonne à bon droit que quelques personnes aient pu, même un instant, croire à la réalité de ces inventions manifestement morbides, et se soient laissé abuser par le récit de malheurs conjugaux survenus dans des conditions impossibles. Comment admettre qu'une jeune femme se soit, au lendemain de son mariage, livrée à un inconnu, et que cet inconnu ait pu songer à posséder la femme? D'ailleurs, en ce qui concerne le capitaine mis en cause, une enquête faite par ses supérieurs a établi qu'il était irréprochable.

S'il pouvait y avoir encore un doute sur la nature morbide de ces conceptions, la suite des événements devrait le faire disparaître.

Au lendemain de son mariage, Aymes conduisit sa femme à Rouen. Là, il agit en mari tourmenté par une impérieuse jalousie; il épie et interprète en mal les moindres mouvements, les moindres actions de sa femme; lorsqu'elle sort, il croit lui voir faire des signes d'intelligence avec tout le monde; il se livre contre elle à des récriminations incessantes, il s'irrite, il fait des scènes de violence, et force enfin la malheureuse à se réfugier chez des voisins. La situation devint telle, que Mme Aymes réclama l'intervention de quelques amis; et l'autorité militaire prévenue par eux, ne trouva rien de mieux que de faire mettre Aymes en traitement à l'hôpital.

Au milieu de ces scènes de jalousie morbide, nous

voyons les idées délirantes se déterminer de plus en plus.

Bientôt, ce n'est plus à un seul, mais à plusieurs officiers que Mme Aymes s'est livrée.

L'amant principal se déclare d'une manière remarquable : « J'attendais, dit Aymes, que cet officier vînt cra-
» cher en passant à côté de moi..... Un jour que j'allais à
» l'exercice, cet officier fumait un cigare à sa fenêtre; au
» bout de la rue, comme j'en prenais une autre, cet homme,
» levant son cigare de la bouche, crache, et remet son
» cigare à la bouche d'un air vainqueur, et se remet au bal-
» con en regardant cette femme... »

Aymes entend son rival venir dans son appartement pendant qu'il y est lui-même; il croit aussi le voir; et si sa femme et cet homme ont tant d'audace, c'est qu'on le tient, lui, sous l'influence des narcotiques. Car il s'aperçoit à des indices nombreux que sa femme continue à l'empoisonner; « elle voulait entrer seule dans la cuisine, afin de
» pouvoir aller verser le poison dans les aliments. »

Ses lettres sont pleines de détails du même genre, qu'il serait trop long de rapporter.

Cependant, à l'époque dont nous parlons, sa folie n'était pas encore si absolue qu'il n'eût des moment de lucidité et ne comprît son erreur. Alors il faisait jurer à sa femme qu'elle ne l'avait pas trompé et lui en faisait faire par écrit le serment. Voici un spécimen des nombreuses déclarations qu'il lui fit signer, qu'il rédigeait et écrivait lui-même :
« Je soussignée ai fait du fond du cœur, devant Dieu
» et devant les hommes, le serment de rester toujours
» fidèle à mon époux et de remplir mes devoirs d'épouse.
» Aujourd'hui, pour donner fin aux indignes soupçons de
» mon mari qui a pensé jusqu'ici que j'entretenais par un
» moyen quelconque des relations avec un capitaine, je
» renouvelle ce serment par écrit pour mettre un terme à
» la jalousie de mon époux. Quant à avoir le moindre

» signe de connivence ou à avoir envoyé le moindre baiser
» à qui que ce soit, je ne l'ai jamais fait et je ne le ferai
» jamais pour rien au monde. »

Mais ces éclairs de raison, si on peut toutefois les considérer comme tels, ne duraient qu'un instant. Les idées délirantes reprenaient bientôt le dessus, et Aymes recommençait à formuler les mêmes accusations.

Les personnes qui étaient en relation avec lui à cette époque, l'ont bien jugé. Un de ses collègues écrit : « Depuis son retour à Rouen, M. Aymes laissait voir une préoccupation d'esprit excessive... Sa conversation n'avait aucune suite; néanmoins, ce n'est que dans ces derniers jours que j'ai pu remarquer chez le capitaine un trouble intellectuel extraordinaire, du moins pour certaines choses. Hier enfin, un conseiller à la Cour dont le nom m'échappe, est venu nous avertir des folles excentricités auxquelles se livrait M. Aymes dans son intérieur et nous supplier d'y mettre un terme. Ses renseignements étaient corroborés par le propriétaire de la maison, qui craignait à tout instant quelque malheur... »

Le médecin du bataillon auquel M. Aymes appartenait, s'exprime ainsi : « Au mois de décembre 1875, M. le capitaine Aymes... était atteint de monomanie jalouse parfaitement caractérisée... J'eus fréquemment à cette époque l'occasion d'entretenir M. Aymes et pus m'assurer... de la réelle existence de cette monomanie qui mettait en danger et sa propre vie, et celle de sa femme, et celle de ses voisins... »

Voici enfin quelques extraits d'un rapport adressé, en janvier 1876, au général X..., à Rouen : « La première partie de son séjour au corps (20e bataillon de chasseurs) si elle ne montra M. Aymes comme un officier intelligent, du moins elle put faire croire qu'il ne manquait ni de zèle ni de vigueur... Les notes reçues sur son caractère sont aussi mauvaises que possible, elles peuvent se résumer ainsi : hypocrite, ergoteur, absurde. Le commandant ne pouvait même s'expliquer que par un dérangement du cerveau la bizarrerie et l'incohérence de ses propos et de sa conduite... » — Le rapport parle ensuite des scènes faites par M. Aymes à sa jeune femme : « Le 3 décembre 1875, les choses en étaient venues à ce point que Mme Aymes avait été obligée, par deux fois la veille, de se réfugier chez des voisins pour échapper aux injures de son mari... Dans les premiers jours qui suivirent sa sortie de l'hôpital, M. Aymes fut assez calme; mais peu à peu il fallut que chacun des capitaines du bataillon entendit le récit de ses infortunes conjugales, récit d'une bizarrerie et d'une crudité de détails déplorable, et qui ne pouvait laisser aucun doute sur son état mental. »

Pendant que M. Aymes était à l'hôpital, Mme Aymes, de l'avis de ses amis et des chefs de son mari, prit le parti de rentrer dans sa famille. Elle quitta Rouen une première fois, mais dut y revenir après quelques jours, ayant été empêchée de continuer sa route vers Lyon parce que les communications étaient interceptées par les neiges entre Paris et Dijon. Lorsque les voies furent redevenues libres elle repartit pour Forcalquier. — Or, à ce même moment, le général X... avait aussi fait une absence; ce que sachant, M. Aymes interpréta les faits à sa manière. Sa femme était allée à Paris pour se livrer à l'aise au général, et c'était à ce prix-là qu'elle avait obtenu que son mari fût mis à l'hôpital.

Ce général X... joua dès lors un grand rôle dans les machinations dont Aymes crut être la victime; il était l'agent principal, l'homme lige de ses persécuteurs. Il mourut deux ou trois ans après cette affaire; mais c'est qu'alors on n'avait plus besoin de lui et qu'on s'en débarrassa : « Le général X... ayant son rôle accompli ou sa mission » terminée, disparut de cette terre. Au sujet de cette mort, » ma conviction est qu'il est mort empoisonné; car l'in-

» ce frère beau-frère et amant de cette femme avait menacé
» d'empoisonner son complice, dans le plan qu'il avait
» combiné, alors que celui-ci aurait terminé son rôle. ».

Aymes voit croître ainsi peu à peu le nombre de ses prétendus ennemis, en même temps que ses idées délirantes s'accusent davantage.

N'ayant plus sa femme près de lui, il tourna son irritation contre ceux qu'il croyait avoir été ses amants. Il s'adressa surtout au capitaine dont nous avons parlé et à un autre; il les poursuivit partout de ses injures; il les provoqua en duel ; il leur fit des menaces. Ceux-ci demandèrent alors à leurs chefs de les protéger. Aymes fut envoyé de nouveau en traitement au Val-de-Grâce, où sa maladie fut qualifiée d'excitation cérébrale, et de là chez lui, en congé de convalescence.

A son retour à Rouen il fut changé de bataillon et passa au 21e chasseurs. Mais comme il recommençait ses agressions et ses menaces contre ses collègues, on le fit changer de garnison, et il fut envoyé à Alençon dans le 17e bataillon de chasseurs.

Il y fut d'abord tranquille, ayant devant lui de nouveaux visages. Mais sa tranquillité ne fut pas de longue durée. A son arrivée, il s'était mis à raconter à tout venant ses malheurs conjugaux. Malgré leur invraisemblance, on y avait compati. Puis, comme il y revenait sans cesse, qu'il en faisait l'objet unique de ses conversations, ses collègues s'écartèrent de lui peu à peu. Il vit dans cet isolement l'influence occulte de sa femme et de ses persécuteurs, qui cherchaient maintenant à le faire passer pour fou et à le déshonorer. Singulière contradiction d'un esprit malade, qui croyait être victime d'imputations déshonorantes, alors que c'est lui-même qui, par ses dires mensongers, déversait la honte sur une famille honorable! Il se persuada que sa femme venait fréquemment à Alençon pour se livrer à tous les officiers dont elle faisait ainsi autant d'ennemis et de calomniateurs de son mari. Il crut là voir, ainsi que ses complices; à la vérité, ils se déguisaient, mais il sut les reconnaître; il crut même entendre leur voix.

« Mon beau-frère, dit-il, aidé de quelques Marseillais, ses » affiliés et des amants de cette femme, avait formé une » société secrète, se travestissant, tantôt sans barbe, tan- » tôt avec la barbe, contrefaisant la voix, prenant des ho- » monymes, se disant tour à tour commerçants, photo- » graphes, offrant des marchandises. Cette société avait » pour but de verser la calomnie sur moi, de prêcher et de » sanctifier la conduite de celle qui aurait dû être soit au » bagne, soit aux Petites-Maisons..... ils voulaient former » une opinion artificielle et intimider la justice... »

« Cette femme faisait des absences de Forcalquier, allait » se prostituer sous la protection des proxénètes, ses pa- » rents. »

« Profitant de la puissance de locomotion qui nous trans- » porte en moins de vingt-quatre heures de Marseille à » toute extrémité de la France, elle quitte de temps à autre » Forcalquier, pour venir à Alençon paraître soudaine- » ment, commettre un outrage, disparaître aussitôt pour » rentrer chez elle... »

« Le 30 juillet 1876, son beau-frère paraît devant moi au » sortir du mess à Alençon, se faisant suivre de quelques » individus comme témoins, dans le cas où j'aurais agi » contre lui avec énergie; il s'était fait couper la barbe, et » après avoir fait quelques grimaces dignes de lui, repartit » aussitôt... »

« Un jour, deux individus qui ne m'avaient jamais vu, » assis à une table à l'entrée du café de la Renaissance, se » dirent en fixant chacun de nous qui entrions au café vers » les onze heures du matin : « Tiens, le voilà. » Dès lors, en » prenant le café, ils ne cessèrent de glisser furtivement » quelques regards sur moi... »

Toutes ces paroles sont bien significatives.

Sous l'influence de ces idées délirantes et voyant des ennemis partout, Aymes ne tarda pas à devenir aussi intolérable à Alençon qu'il l'avait été à Rouen. Pour le calmer on voulut encore essayer d'un changement de corps, et il fut envoyé au 120me de ligne, d'abord au camp de Châlons, puis à Sedan.

Là, il advint ce qui était advenu à Alençon.

Le chef de bataillon écrit : « Dès son arrivée, cet officier a fait part à ses chefs et à ses camarades de ses ennuis matrimoniaux, en entrant dans des détails qui n'indiquaient pas un profond sens moral..... ; il n'est pas admissible qu'au bout de deux ou trois jours de mariage, cette jeune femme se soit élancée dans les bras du premier venu, car elle appartient à une famille honorable. »

Le colonel dit de son côté : « Pendant vingt mois, la folie de M. Aymes fut toute platonique; elle se bornait à des narrations insensées, relatives aux persécutions qu'il subissait, et à des déluges de lettres envoyées aux ministres de la guerre et de la justice, à des députés, à des généraux, aux procureurs de la République de diverses villes...... »

Aymes conserva en effet au 120me de ligne les mêmes idées de persécution qu'il avait précédemment. « Il sentit, » comme il le dit, les mêmes moyens employés contre lui. » Il crut voir son beau-frère, les Marseillais, sa femme. Il eut des hallucinations du même genre, et quelques-unes très précises ; il croyait entendre que l'on disait sur son passage : « Tiens, voilà le cocu. »

Aussi devint-il plus menaçant que jamais; sa folie commençait à être très dangereuse.

Son colonel écrit encore : « La présence de cette non-valeur eut pu se prolonger, vu la mansuétude dont on l'entourait, si son exaltation ne s'était pas tout à coup accrue. »

Un soir, il frappe brutalement et sans motif un lieutenant qui passait près de lui, et, fait grave et remarquable, il n'a conservé, même à cette époque, aucun souvenir de cette agression dont il semble n'avoir pas eu conscience.

Regardant son colonel comme l'agent principal de ses persécuteurs à Sedan, il oublie à son égard ses devoirs de subordonné, et l'accable d'injures.

Il s'arme d'un revolver et menace tour à tour ses camarades et son colonel. On est obligé à son insu de lui remplacer les cartouches ordinaires par des cartouches remplies de son.

Ses chefs se demandent alors ce qu'il faut faire de lui dans l'intérêt de la sécurité publique. Les médecins des corps consultés, opinent fortement pour la séquestration dans un asile d'aliénés. Ils écrivent « que Aymes a des impulsions morbides irrésistibles ou inconscientes ; qu'il est atteint d'un délire partiel parfaitement caractérisé, folie jalouse...; que, sous l'influence d'hallucinations lui faisant entendre des injures ou des paroles désagréables, il est entraîné à des voies de fait; qu'il faut l'enfermer au plus tôt.... »

Il fut envoyé à l'hôpital de Sedan, dont le médecin fut d'avis qu'une mise en non-activité serait suffisante. On prit cette dernière détermination et Aymes fut conduit à Revel (Haute-Garonne), qu'on lui avait assigné comme résidence obligatoire.

Dans cette ville, beaucoup de personnes ont cru et croient encore à l'intégrité mentale de M. Aymes, à la réalité de ses malheurs conjugaux, et le regardent comme une victime de la haine et de la malveillance. Quelques-unes l'ont mieux jugé. Son attitude et ses actions sont du reste bien significatives.

Voici ce que nous apprend un rapport officiel : « A son arrivée à Revel, M. Aymes a commencé à prendre pension dans un hôtel qu'il a quitté environ deux mois après, à propos de plaisanteries dont il croyait être l'objet de la part des autres pensionnaires. Il est allé alors dans un autre hôtel, d'où il a été renvoyé à cause de son mauvais caractère. Il ne supportait aucune observation et voyait en tout de la malveillance à son égard. Dès lors, il a mangé chez lui, faisant lui-même sa cuisine. »

« Au début, on le considérait comme une victime de ses chefs, de sa femme, et de la famille de celle-ci; maintenant on reconnaît... qu'il n'a pas toute sa raison, et il est complètement abandonné. »

Dans un autre rapport on dit encore :

« Tout ce qu'on reproche à M. Aymes, c'est, dès qu'il entre en conversation avec quelqu'un, de récriminer contre ses anciens chefs, au sujet de prétendues injustices dont il dit être victime... Dans le principe, on le croyait moins aliéné que victime. Aujourd'hui on est fixé sur son état; on reconnaît que ses facultés mentales sont un peu dérangées; on évite sa compagnie... »

Non content de raconter encore son histoire à tout le monde, Aymes continue à écrire de nombreuses lettres, réquisitoires interminables où il revient constamment, invariablement, presque dans les mêmes termes, sur les mêmes sujets, sur les mêmes griefs imaginaires. Il s'en prend toujours aux mêmes personnes et finit par dire que tout le monde est ligué contre lui. Les ministres, ses chefs, les magistrats, les jésuites même forment une vaste association, dirigée par la famille de sa femme, et dont il subit les machinations et le mauvais vouloir. Cette association a des agents dans Revel même. M. Aymes écrit dans une de ses lettres : « A Revel où je suis retiré, on a encore essayé de » répandre les calomnies sur moi, par un homme, musicien » de la localité, se faisant l'écho d'une version imaginai- » re... »

Les lettres écrites depuis un an révèlent une modification intéressante survenue dans l'ensemble des idées délirantes de M. Aymes, modification qui se préparait déjà précédemment. Dans le principe, il se plaignait avant tout de la famille de sa femme. C'est elle qui dirigeait tout, c'est sa femme qui,en se prostituant, a obtenu qu'il fût changé de corps, qu'il fût mis en non-activité, qu'il fût la victime de mille injustices et de toutes sortes d'avanies. Mais voici que, désormais, sa femme et les parents de sa femme passent un peu au second plan. Désormais, il voit surtout devant lui ses chefs militaires, et dans toutes les mesures prises à son égard, mesures dictées toutes par une extrême bienveillance, il ne voit que vengeance dissimulée, déni de justice. Il croit qu'on a voulu le punir, le traiter comme s'il avait démérité, et ses lettres n'ont plus qu'un objet, demander justice, réclamer une enquête. Il voulait, disait-il, que la lumière fût faite sur son compte et que ses calomniateurs fussent confondus. Une enquête fut ouverte, non pas précisément telle qu'il la demandait, ce qui eût été absurde, mais faite dans le but de savoir s'il devait dès lors être mis à la réforme. Il fut invité à se présenter devant le conseil d'enquête pour faire valoir ses revendications. Mais, en véritable aliéné, il ne se présente pas : « Je refuse, » dit-il, de me présenter devant le conseil d'enquête, parce » qu'il n'a pas ma confiance... Si on me propose de passer » devant un conseil d'enquête, c'est que tous les bureaux » de l'état-major sont vendus, corrompus..., achetés pour » faire établir des relations de coq-à-l'âne... »

A partir de ce moment, ses récriminations prirent un caractère de gravité exceptionnelle. Dans toutes ses lettres il y a des menaces soit contre ses chefs, soit contre les médecins militaires, dont il se défie particulièrement. On lui refuse la justice qu'il demande ; il annonce qu'il se fera justice lui-même. Il devient de plus en plus dangereux. L'autorité militaire s'émeut. Les médecins militaires les plus autorisés, consultés à diverses reprises, donnent un avis très explicite. Il faut séquestrer M. Aymes au plus tôt. Notre distingué confrère, M. le Dr Alix, médecin principal, insiste plus que tous les autres avec une grande compétence : « Il est évident, dit-il, que l'affection mentale dont est atteint depuis longtemps cet officier, subit une marche progressive très accentuée. Il n'est plus responsable de ses actions; il devient dangereux; il faut qu'il soit enfermé dans un asile d'aliénés. »

Pressée d'agir, l'autorité militaire mit Aymes en prison. Elle en avait le droit puisqu'il insultait ses chefs On le croyait dès lors incapable de nuire. Les mesures prises de concert avec l'autorité administrative, permirent enfin de séquestrer d'office le malade; il fut conduit à Braqueville. On sait ce qu'il advint.

Aymes ne ressentit pas du meurtre qu'il avait commis, l'impression qu'il aurait dû en ressentir s'il avait été réellement sain d'esprit. Il croit avoir été en état de légitime défense et il s'étonne des reproches qui lui ont été adressés à ce sujet. Son sens moral est tellement émoussé qu'il réclame plus énergiquement que jamais sa mise en liberté, oubliant qu'il doit compte à la société de la mort du directeur de l'asile.

Deux faits sont à signaler particulièrement, au point de vue de la nature et de la persistance de ses idées délirantes. Il réclame contre les mesures de précaution prises à son égard après l'attentat. On l'avait mis dans un quartier d'isolement; il se plaint vivement de la solitude qui lui est imposée, et qui n'a pas d'autre but que de fatiguer et d'affaiblir son intelligence, afin de faire croire qu'il a perdu ses facultés mentales.

En second lieu, à trois reprises différentes, il a porté plainte contre nous à M. le procureur de la République. Bien qu'il eût reçu avis de notre visite, qu'il sût à quel titre nous venions auprès de lui, il ne voulut voir en nous que des ennemis, des agents de ses persécuteurs. « Je porte » plainte, dit-il, contre les trois médecins qui se sont pré- » sentés, dans le but de nuire à ma personne. »

Nous l'avons visité plusieurs fois. Nous croyons inutile d'entrer dans le détail de nos conversations avec lui; nous ne pourrions que répéter tout ce que nous venons de dire. Elles ont roulé sur tous les faits que nous avons racontés et nous avons constaté par nous-mêmes la nature morbide de ses idées. Nous ne retiendrons de tout ce qu'il nous a dit qu'une seule parole, parce qu'elle est caractéristique. Nous lui demandions pourquoi il avait tué M. Marchant. Sa réponse fut prompte, immédiate : « Parce qu'il se jouait » de moi ! »

Pauvre malade! tout le monde se jouait de lui ; il voulait s'en venger; notre infortuné confrère a été sa victime.

Dans nos interrogatoires nous avons été frappés de l'incohérence qui se manifestait dans les propos de M. Aymes. Nous avons d'ailleurs remarqué la même incohérence dans la plupart des lettres qu'il a écrites pendant les derniers mois. Il passe d'une idée à l'autre avec une extrême confusion. Cette incohérence est-elle due à une plus grande surexcitation intellectuelle, ou bien est-elle l'indice d'un commencement de démence? Nous inclinons vers cette dernière manière de voir : en tout cas l'incohérence existe, et il était important de la constater.

Les détails dans lesquels nous sommes entrés permettent de reconnaître aisément, chez M. Aymes, l'existence d'une maladie mentale.

Cette maladie, dont il portait sans doute les germes depuis quelque temps, a éclaté subitement en 1875. Elle a eu d'abord les caractères d'une folie jalouse. Dès cette époque, M. Aymes a eu des hallucinations, des illusions ; il a entendu, il a vu, il a senti ce qui n'existait pas. L'état d'affaissement qu'il a éprouvé au moment de son mariage, état qu'il attribue à l'influence d'un poison, est bien digne de remarque. Ce phénomène est fréquent au début et dans le cours des maladies mentales.

Si on analyse toutes les modifications survenues dans les facultés intellectuelles depuis cette époque, on y trouve de nombreux symptômes de folie : idées fixes et fausses;

perturbation de la sensibilité morale; perversion des sentiments affectifs.......et, en dernier lieu, affaiblissement de ces mêmes facultés et incohérence des idées.

Quant à la forme du délire, elle est évidemment celle que l'on désigne sous le nom de délire des persécutions. Et même M. Aymes en est arrivé jusqu'à cet état dans lequel l'aliéné, de persécuté qu'il était, devient aussi persécuteur. Nous le voyons poursuivre de ses récriminations, de ses imputations mensongères, les personnes auxquelles il attribue la cause de ses souffrances; il se pose en victime; il écrit des lettres d'accusation; il invective l'autorité; il s'adresse à tous les pouvoirs constitués, qu'il rend responsables de ce qui lui arrive. Enfin, dominé par le besoin de la vengeance, il en arrive à tuer.

Devant tous ces faits, devant tous ces témoignages, le doute n'est pas possible : Aymes a été et est bien réellement aliéné. Sa folie est plus vivace que jamais, comme on peut s'en convaincre et par son attitude, et par ses paroles, et par ses lettres, dont les plus récentes datent seulement de quelques jours. Il n'a rien changé de ses anciennes idées; il n'a fait que les fixer plus profondément dans son esprit. Toute sa conduite est dirigée par elles. Depuis plus de six ans, cette folie n'a fait que s'aggraver, et elle est arrivée aujourd'hui à un état de systématisation voisin de l'incurabilité.

Nous concluons donc :

1° Aymes est bien réellement atteint d'une maladie mentale, qui consiste en un délire des persécutions, avec hallucinations et tendance à la démence;

2° Il n'est pas responsable du meurtre qu'il a commis;

3° Il continue d'être extrêmement dangereux;

4° Il doit être maintenu dans un asile d'aliénés.

A Toulouse, le 8 août 1881.

Signé : Noguès,
Guilhem,
V. Parant, rapporteur.

Une ordonnance de non-lieu a été rendue.

Comme la présence de M. Aymes à Braqueville, au milieu d'aliénés témoins de son attentat, exerçait sur eux une mauvaise influence, il a été, d'après les mesures concertées entre les autorités compétentes, tranféré d'office à la maison de Charenton.

Dr V. PARANT.

Paris. — Imprimerie de l'*Étoile*, BOUDET, directeur, rue Cassette, 1

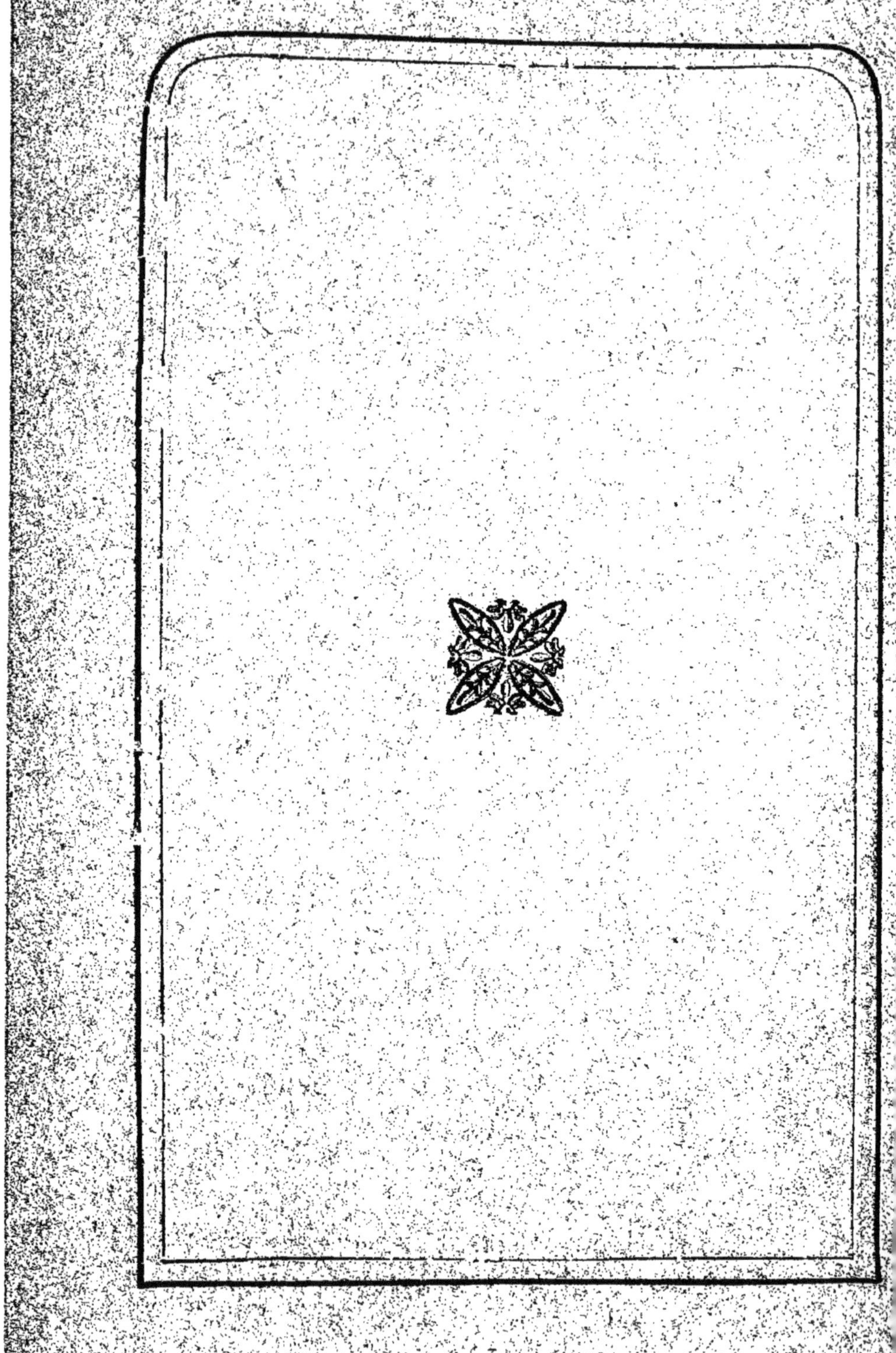

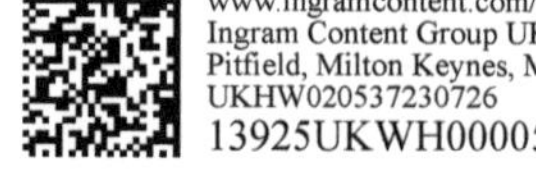

www.ingramcontent.com/pod-product-compliance
Ingram Content Group UK Ltd.
Pitfield, Milton Keynes, MK11 3LW, UK
UKHW020537230726
13925UKWH00005B/2334